AF372616

PUBLICATIONS DU *PROGRÈS MÉDICAL*

LA MALADIE

DE

L'EMPEREUR FRÉDÉRIC III

PAR

M. le D' BARATOUX

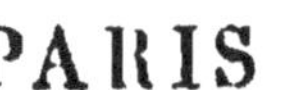

PARIS

AUX BUREAUX DU
PROGRÈS MÉDICAL
14, rue des Carmes, 14.

LECROSNIER et BABÉ
ÉDITEURS
Place de l'École-de-Médecine.

1888

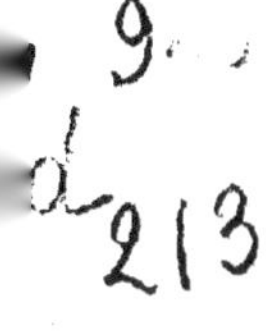

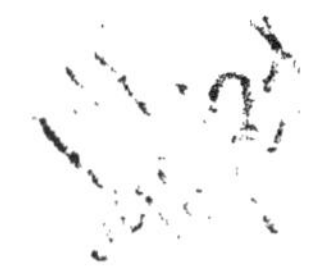

LA MALADIE

DE

L'EMPEREUR FRÉDÉRIC III

L'Empereur Frédéric III a succombé le 15 juin dernier, après une maladie d'une année et demie pendant laquelle de nombreuses discussions se sont élevées, non-seulement entre les médecins traitants, mais aussi entre les membres de la presse médicale de tous les pays.

La mort, loin d'arrêter les misérables querelles des notabilités médicales appelées à soigner l'Empereur, n'a fait qu'aviver l'implacable haine que semblent avoir vouée à Morell-Mackenzie ses confrères allemands, jaloux d'avoir vu confier à un étranger le soin et la direction du traitement. Le gouvernement impérial d'Allemagne a même ordonné la publication des renseignements fournis par une partie des médecins traitants; mais ces documents sont bien plutôt le récit des disputes entre les docteurs allemands et leur confrère anglais que l'histoire scientifique de la maladie de Frédéric. Tout médecin soucieux de la dignité et de la confraternité médicale ne peut être que profondément attristé par la lecture de ce rapport, qui n'est qu'un véritable réquisitoire contre Morell-Mackenzie. Sans prendre parti pour notre honorable confrère anglais, louons-le de ne pas avoir cherché à envenimer cette querelle, et espérons, pour l'honneur du corps médical, qu'il saura tenir la promesse qu'il a faite à son arrivée en Angleterre : « S'il y a eu des divergences personnelles entre les médecins du défunt empereur et moi, a-t-il dit, ce doit être aujourd'hui chose du passé, et j'aurais grand tort d'agiter cette question. » Au reste, il suffit déjà de se reporter à ses ouvrages et aux documents qu'il a communiqués à ses confrères, pour connaitre les raisons sur lesquelles il s'est basé pour établir son diagnostic et pour instituer son traitement.

Nous n'avons pas la prétention de donner ici la traduction du mémoire des médecins allemands ; nous nous contenterons de résumer aussi fidèlement que possible et par ordre de date les rapports, mémoires et documents publiés par les médecins traitants et communiqués au monde savant. C'est ainsi que nous utiliserons la brochure intitulée : *La maladie de l'empereur Frédéric III, d'après les sources officieuses et les rapports déposés au ministère de la maison impériale par les professeurs Barbeleden, Bergmann, Gerhardt, Kussmaul, Schrötter, Tobold et Waldeyer et par les Drs Bramann, Landgraf et Moritz Schmidt* (1) ; nous nous servirons de même de la communication faite par Virchow le 16 novembre 1887 à la Société de médecine berlinoise *sur la maladie du Kronprinz au point de vue histologique* et de son rapport publié le 29 janvier 1888 *sur l'examen d'un fragment provenant du larynx* ; nous aurons aussi recours aux deux documents officiels de Mackenzie : le compte-rendu sur *la cause de la maladie de Son Altesse Impériale le Kronprinz, pendant que celui-ci était exclusivement soigné par Mackenzie* (novembre 1887), et la *Maladie du Kronprinz* (San Remo, 12 février 1888).

C'est, vers la fin de 1886, que le Kronprinz aurait commencé à éprouver une grande susceptibilité du côté du larynx ; on attribua ce phénomène à des refroidissements. D'après le rapport des médecins allemands, le prince aurait présenté, dans le mois de janvier 1887, quelques troubles du côté de la voix, qu'on attribua à la fatigue produite par les nombreuses allocutions que le prince avait prononcées. Jusque là le Dr Wegner, médecin ordinaire du Kronprinz, croyait qu'il s'agissait d'un enrouement catarrhal. Cette affection, résistant à toutes les médications anticatarrhales et la situation empirant toujours, le Dr Gerhardt, professeur à l'université de Berlin, fut appelé le 6 mars, pour procéder à l'examen laryngoscopique du malade,

---

(1) N'ont pas signé ce document les Drs Wegner, Virchow, Senator, Schrader, Leyden, Krause et Lauer.

en présence du Dr Wegner. Il constata alors une légère rougeur, des rubans vocaux et de plus, sur le bord de la corde vocale gauche, près de son insertion postérieure, une tumeur pâle, à surface inégale, de quatre millimètres de longueur sur deux millimètres de hauteur. Cette petite saillie qui n'apparaissait qu'au moment de l'écartement des cordes vocales n'empêchait nullement leurs mouvements; elle rappelait assez bien l'aspect des polypes du larynx. Aussi le Dr Gerhardt proposa-t-il de l'enlever au moyen d'une anse de fil de fer. Après avoir habitué le malade au contact des instruments et lui avoir anesthésié le larynx avec une solution de cocaïne, il essaya de l'exciser ; à peine put-il extraire une petite parcelle de la tumeur, car l'anse glissait sur elle, vu sa dureté et sa large base d'implantation. De plus, le malade se plaignait de douleurs en tirant la langue. Voyant qu'il ne pouvait employer l'anse galvanique, il résolut alors de détruire le néoplasme par des cautérisations réitérées au moyen du galvanocautère. Le 11, cautérisation profonde avec un fil de platine chauffé au rouge ; les 16 et 18 nouvelles cautérisations qui amenèrent une amélioration considérable de la voix, pendant quelques heures, quoi qu'elle restât toujours enrouée. Les cautérisations sont interrompues du 18 au 26 pendant les fêtes destinées à célébrer l'anniversaire de la naissance de l'Empereur Guillaume; puis elles sont reprises les 26, 27 et 29, puis tous les jours jusqu'au 7 avril, au moyen d'un galvano-cautère plat. A ce moment (9 avril), la douleur à la déglutition ou odynophagie, qui survenait rarement et par accès, avait diminué d'intensité, mais par contre elle était devenue continuelle. L'examen laryngoscopique permit de constater que la rougeur généralisée de la corde vocale n'avait pas disparu, et qu'à la place de la tumeur actuellement détruite il existait une surface, granuleuse et rougeâtre, se continuant sur la face inférieure de la corde; en outre, le bord de la corde vocale, présentait une légère concavité au niveau de l'extrémité antérieure de cette partie granuleuse.

Déjà Gerhardt commençait à soupçonner que l'affection du Kronprinz était de nature maligne; le siège insolite de la tumeur, qui occupait la partie postérieure du larynx (les tumeurs bénignes, au contraire, se trouvent généralement dans la partie antérieure), sa large base d'implantation, sa dureté, son épaisseur, son extension dans le sens de la largeur, sa tendance à se reproduire rapidement, après chaque cautérisation, ce qui exigea un grand nombre de séances de galvanocaustie, pour obtenir la destruction complète, l'état stationnaire de la plaie consécutive à la brûlure, la persistance de l'enrouement et l'odynophagie, malgré l'ablation de la tumeur,

l'âge du malade, l'absence des antécédents tuberculeux et
syphilitiques, dit le rapport du Dr Gerhardt, auquel nous em-
pruntons tous ces détails, ainsi que l'existence de la diathèse
cancéreuse, dans la famille impériale, ajouterons-nous, tout
cela engagea le Dr Gerhardt à faire part de ces craintes au
Dr Wegner, dès le commencement d'avril.

C'est alors qu'ils se décidèrent à envoyer le prince à Ems
pendant quelques semaines, tant pour donner à son larynx un
repos absolu que pour permettre aux médecins de se prononcer
définitivement sur la nature du mal, car si le néoplasme se
reproduisait de nouveau et si la mobilité de la corde vocale
diminuait, on était en droit de diagnostiquer un cancer de
l'organe vocal. L'on ne devrait plus alors se borner à une cure
palliative; il faudrait appeler un chirurgien pour pratiquer une
opération sérieuse. Au bout d'un mois le prince quitta Ems
plus enroué, plus souffrant qu'à son arrivée ; la tumeur s'était
reproduite ; elle avait même acquis un volume plus considérable qu'auparavant ; enfin, les mouvements de la corde vocale
gauche étaient devenus difficiles à exécuter.

Aussi, dès le 18 mai, le surlendemain du retour du Kronprinz à Postdam, sur les avis de Gerhardt et de Wegner, on
appela en consultation les Drs von Bergmann, Schrader,
Tobold et von Lauer. Tous furent d'accord pour confirmer
l'existence d'un cancer, en s'appuyant sur les raisons que nous
avons données plus haut. Ils émirent l'avis qu'une opération
était nécessaire, mais ils furent unanimes à déclarer que toute
opération par la bouche devait être rejetée. En se reportant à
l'article que nous avons publié récemment dans le *Progrès médical* (1), on lira les raisons détaillées qui nous ont également
engagé à opter pour cette méthode, car ce procédé n'a jamais
été suivi de succès, à moins que la tumeur ne fut pédiculisée
ou insérée sur la partie supérieure de l'épiglotte ; ce sont, en
effet, les seuls cas où l'on peut la détruire complètement.
Aussi, nos confrères allemands conseillèrent-ils la laryngotomie pour enlever les parties malades. D'après Gerhardt, ils
firent ressortir l'innocuité de l'opération, vu les moyens dont
dispose la chirurgie moderne et la forte constitution du Kronprinz. « Si nous nous étions trompé, faisait remarquer Bergmann, l'opération n'aurait pas fait de mal à l'auguste malade,
mais elle nous aurait éclairé à temps touchant le diagnostic.
L'incision du larynx n'aurait pu par elle-même ni mettre la
vie en danger, ni troubler les fonctions de la voix ; mais il
fallait enlever une partie de la corde vocale et j'ai, par consé-

____

(1) Le *Progrès médical*, 1888, n° 23, page 414.

quent, dû déclarer que l'opération projetée par moi nuirait pour toujours à la voix. »

Dans son rapport, ce dernier médecin ne fait que confirmer le témoignage précédent de Gerhardt, mais il s'étend plus longuement sur l'opération. « J'ai pratiqué la laryngotomie chez sept malades, dit-il ; tous ont guéri sans complications. D'autres confrères, tels que Rauchfuss, de Saint-Pétersbourg, Kœhler et Volkmann ont obtenu des résultats favorables par ce procédé. Aussi l'on peut dire que la crico-thyrotomie n'est pas plus dangereuse que la trachéotomie. » Bergmann cite quelques faits que nous avons rapportés dans notre travail sur le cancer du larynx, entre autres celui d'un homme de 42 ans, auquel il a enlevé, il y a trois ans, un cancer du larynx au moyen de la laryngotomie et de la résection partielle du thyroïde. Actuellement cet opéré parle d'une voix enrouée mais parfaitement distincte, sans présenter aucune trace de récidive.

Solis-Cohen a également opéré il y a vingt ans, par la laryngotomie, un cancer du larynx et son malade est aujourd'hui bien portant. Kuester a aussi fait, il y a sept ans, une opération semblable pour un néoplasme malin chez un médecin qui depuis l'opération a pu continuer à exercer sa profession; il n'a conservé que la raucité de la voix. Ainsi l'ablation précoce d'un cancer du larynx, au moyen de la laryngotomie, est un procédé qui ne présente aucun danger ni pour la vie ni pour la voix du malade, lorsque la tumeur est aussi limitée que dans le cas actuel. La voix est altérée bien entendu, elle est rude et enrouée, mais il n'y a pas d'aphonie tant qu'une des cordes vocales reste intacte, comme on peut s'en assurer chez le malade précédent de Bergmann. En pratiquant l'examen laryngoscopique de cet opéré, on voit que pendant la phonation la corde vocale droite dépasse la ligne médiane de la glotte et s'applique à la cicatrice blanche qui occupe la place de la corde vocale gauche sur laquelle s'était développé le cancer. Cette opération, acceptée et pratiquée au moment opportun, ajoute Bergmann, aurait produit une guérison sûre et durable au prix d'une altération de la voix insignifiante par rapport au résultat curatif obtenu et à la gravité de la maladie abandonnée à elle-même.

Mais revenons au rapport de Gerhardt. L'avis des médecins allemands fut partagé par sa famille et le conseil des ministres et le 20 mai tout était prêt pour l'opération qui devait avoir lieu le lendemain lorsqu'arriva M. Morell-Mackenzie, appelé sur la proposition de Wegner par tous les médecins consultants, désireux de couvrir leur responsabilité dans un cas aussi grave au point de vue des raisons d'Etat. Dès le soir de son arrivée à Berlin, les médecins allemands exposèrent à leur confrère anglais le récit de la maladie et le plan opératoire adopté par eux. Après avoir pratiqué l'examen laryngoscopique Mackensie déclara, comme il l'a raconté lui-même dans son rapport du 12 février 1888, que les altérations du larynx présentaient un caractère négatif, c'est-à-dire que l'affection devait être plutôt bénigne que maligne. Sa vraie nature, ajoutait-il, ne peut être déterminée que par l'examen histologique. Tant que le microscope n'aura pas confirmé la nature de l'affection, il s'opposera à toute opération pratiquée par les voies extérieures. Les médecins allemands se rangèrent à l'opinion de leur confrère qui fut chargé d'enlever le morceau de tissu morbide nécessaire à l'examen que Virchow devait pratiquer. Nous devons cependant faire observer que, malgré les résultats de l'examen microscopique, les allemands et principalement Bergmann étaient décidés à conserver leur opinion, en se basant sur les caractères cliniques de l'affection.

Le 21 mai, Mackensie enleva un petit fragment de tissu avec un instrument dont il n'avait pas l'habitude, comme il le dit lui-même dans son rapport. Gerhardt put constater immédiament après une perte de substance de la face supérieure de la corde vocale gauche, près du bord externe de la tumeur. Virchow, chargé d'examiner la parcelle de tissu enlevé, décrit ainsi le résultat de son observation communiquée le 16 novembre 1887 à la Société de médecine berlinoise, dont il est le président : « Le 20 mai, le Dr Wegner me faisait demander si je voulais procéder à l'examen microscopique d'un fragment de tissu provenant du larynx du prince impérial. Le lendemain, 21 mai, le Dr Wegner, médecin ordinaire du prince, me remettait lui-même à l'Institut pathologique le fragment extirpé, que je préparais devant lui, afin de procéder immédiatement à son étude histologique. Le morceau était très petit, aussi put-il être placé en entier sur un seul porte-objet. Aucune cellule n'a été égarée, par conséquent on ne peut douter que l'examen n'ait été complet. La pièce anatomique est un fragment   tissu constitué sur les couches les plus superficielles de   . muqueuse, auxquelles était adhérent en un seul endroit un lambeau un peu irrégulier de tissus plus profonds; dans toutes ses autres parties, le tissu enlevé était formé par les couches supérieures de tissu élastique. Il n'existait aucun élément hétérogène dans l'épaisseur de la muqueuse. La surface et les papilles de l'épithélium étaient richement vascularisées, ses cellules présentaient une abondante prolifération nucléaire; de plus, il existait, par places, dans les couches superficielles de la muqueuse des *nids* de cellules épithéliales. En un seul endroit, on remarquait une prolifération plus abondante des cellules épithéliales qui étaient plus volumineuses, opaques et présentaient en divers points des vacuoles et des cellules englobées. *Ainsi il ne s'agissait que d'un simple processus irritatif.* » En faisant cette communication à la Société berlinoise, Virchow fit observer que la seule chose qui put soulever quelques doutes étaient la présence de *nids* de cellules épithéliales. Mais Gerhardt, après avoir examiné la préparation, put se convaincre que ces nids ne dépassaient pas les couches superficielles de la muqueuse. Virchow ajoutait même que ces nids épithéliaux étaient loin d'avoir une importance aussi grande qu'on le croit habituellement, car depuis trois ans, il a pu démontrer que l'opinion ancienne, regardant généralement ces nids comme un signe caractéristique du cancer, n'avait plus de valeur depuis qu'on avait vu ces nids apparaitre dans d'autres proliférations épithéliales bénignes. Dans leur rapport les médecins allemands disent que Virchow déclara qu'il lui était difficile de se prononcer, mais qu'il pensait être en présence d'un cas de pachydermie laryngée. Il se pourrait aussi, fait-il dire à Virchow, que la partie extirpée n'appartint pas à la région malade. Or, dans sa communication, Virchow dit que le fragment qu'on lui avait remis provenait de la corde vocale gauche.

Deux jours après, le 28 mai, Mackenzie tentait d'enlever de nouveau un fragment de la tumeur au moyen d'une pince tranchante assez volumineuse. « Je le vis alors, dit Gerhardt, sortir la pince de sa poche et l'introduire dans le larynx du malade sans avoir pris le soin de la désinfecter préalablement. Pendant l'introduction de l'instrument, la lumière reçue par le miroir frontal était projetée sur la joue de l'opéré au lieu de tomber dans sa bouche. » La pince fut retirée, sinon vide, du moins elle n'entraina avec elle qu'un petit lambeau de muqueuse et cela après plusieurs tentatives infructueuses. Cette opération faite et le *Dr Mackenzie étant parti*, les Drs Gerhardt et Wegner eurent la curiosité d'examiner le larynx. Ils constatèrent que les deux cordes vocales étaient fortement tuméfiées et que la corde droite, saine jusque-là, était recouverte de sang dans toute son étendue et présentait vers la partie moyenne une tuméfaction rouge-noirâtre qui faisait saillie dans la glotte. Ils attribuèrent cet accident à la mauvaise direction du rayon lumineux pendant l'opération, ce qui n'avait pas permis à Mackenzie de bien diriger sa pince, de sorte qu'il avait pris un fragment de la corde vocale droite au lieu de saisir la tumeur à gauche. Le Dr Gerhardt courut chez Mackenzie qui s'apprêtait à partir pour Londres et lui dit qu'il avait lésé avec sa pince la corde vocale droite encore saine. Le médecin anglais aurait répondu à son confrère que c'était possible et qu'il différait son départ. Tel est du moins le récit des médecins allemands. Ceux-ci ajoutent que depuis ce moment le prince qui, bien qu'enroué, n'avait jamais été aphone pendant plus de trois heures, perdit complètement la voix pour plusieurs semaines. Faisons remarquer que Mackenzie nie ce fait dans une conversation qu'il eut avec un médecin, le 16 juillet 1888. « Je n'ai pas saisi la corde vocale droite au lieu de la tumeur, et je ne crois pas que cet accident soit possible avec les instruments que j'ai employés. »

Cependant le rapport allemand fait remarquer que le 25 mai, dans une nouvelle consultation, les Drs Bergmann et Tobold reconnurent, par l'examen laryngoscopique, que la corde vocale droite avait été blessée à sa partie moyenne.

Pendant ce temps, fort des résultats fournis par l'examen histologique, Mackenzie continuait à s'élever contre toute opération de laryngotomie ou d'ablation de parties du larynx. Il affirmait même sur l'honneur et avec la plus grande assurance, dit le rapport, que le prince héréditaire d'Allemagne guérirait assez rapidement en enlevant la tumeur par la voie buccale et en la cautérisant consécutivement au moyen du galvano-cautère. Il promettait même de rétablir la voix par ce traitement.

Le 8 juin, en l'absence de Gerhardt, Mackenzie enlevait deux fragments de la tumeur qu'il faisait parvenir à Virchow par l'intermédiaire du Dr Wegner. Voici quel fut le résultat de l'examen histologique.

« Les deux petites pièces, dit Virchow, toujours dans sa communication du 16 novembre, présentent l'apparence de tumeurs papillaires, grossièrement granuleuses. Leur surface est convexe, leur aspect glandulaire, blanc-bleuâtre, luisant et légèrement transparent. On remarque que les parties qui ont été exposées au cachou, ont une coloration plus foncée et une consistance plus granuleuse. Les coupes histologiques sont légèrement ratatinées et recouvertes en partie par leurs bords renversés. Elles sont constituées par un tissu mou et fibrillaire. De ces deux pièces, la plus grande a 3 millimètres de hauteur sur 25 millimètres de largeur, tandis que la petite n'a qu'un diamètre de 2 millimètres. Avant l'excision, ces tumeurs avaient des dimensions plus considérables que la rétraction leur a fait perdre. » Ayant exprimé le désir d'être renseigné sur la disposition de ces deux fragments par rapport au morceau précédemment examiné, Virchow reçut cette réponse que la situation réciproque des morceaux enlevés ne pouvait être déterminée exactement. Toutefois, par l'examen de la muqueuse et du tissu sous-jacent, Virchow put conclure qu'ils provenaient du tiers postérieur de la face supérieure de la corde vocale gauche et probablement de la région du cartilage aryténoïde. Voici le résultat histologique qui, selon Virchow, confirma en tous points le diagnostic fait sur le seul aspect extérieur : « Des cellules épithéliales pavimenteuses stratifiées forment un recouvrement très épais à la surface de la muqueuse; beaucoup d'entre elles renferment de gros noyaux gélatineux. On remarque par ci par là des nids de cellules disposés en couches concentriques. Au-dessous de la muqueuse, on trouve plusieurs couches de cellules cylindriques non ciliées reposant directement sur le tissu conjonctif. La couche du tissu coujonctif de la muqueuse laisse voir à sa surface de larges excroissances papillaires contenant, outre les éléments du tissu conjonctif, des anses vasculaires plus ou moins considérables. Tous les autres éléments de la muqueuse sont sains, les proliférations nucléaire et cellulaire sont peu marquées et les vaisseaux peu dilatés. Les deux coupes comprenaient la muqueuse et la sous-muqueuse. Aussi constatait-on, à côté du tissu conjonctif, avec de nombreuses fibres élastiques, un grand nombre de tissus nerveux, composés de 4 à 6 fibres, et les ramifications de ces nerfs, ainsi que des petites artères et veines. On voyait aussi par places des amas de glandes muqueuses. Mackenzie a donc atteint les parties profondes au-dessous de la muqueuse. Ainsi, à l'examen histologique, on ne trouve aucune altération notable des tissus, si ce n'est de la surface épithéliale. Donc on peut conclure que la maladie du prince est une *pachydermie verruqueuse*, avec des prolongements papillaires, improprement appelés papillomes. Aucun de ces éléments ne se prolonge dans l'intérieur de la muqueuse. Toutefois ces altérations indiquent que l'affection a fait un pas en avant depuis le 21 mai. En effet, à ce moment, on n'avait trouvé que de très légères altérations cicatricielles, appartenant probablement à la périphérie du foyer morbide ; aujourd'hui une partie plus centrale est atteinte. Malgré cela, la nature saine des tissus à la surface des sections, permet quand même de *poser un diagnostic bien favorable*. Mais cette opinion peut-elle aussi être admise par rapport à la maladie dans sa totalité? On ne peut cependant pas répondre avec certitude à cette question par l'examen des deux fragments extirpés qui, en tous cas, ne présentent *rien qui puisse faire penser à une affection plus sérieuse*. Dans sa communication à la Société de médecine berlinoise, où il rapporte le résultat de cet examen, Virchow fait remarquer qu'il avait fait alors son possible pour laisser entrevoir à tout lecteur compétent que son opinion se basait seulement sur les fragments de tissu qu'on lui avait remis et non sur la totalité de la tumeur. « En effet, ajoute-t-il, dans un document médical destiné à être présenté aux plus hautes personnalités de l'Empire, je ne pouvais pas dire qu'*il était possible qu'un cancer existât à côté de cela.* Les hommes compétents, en lisant la note que j'ai publiée, devaient se dire que mon avis n'excluait nullement la possibilité d'un cancer. »

Toutefois le résultat de l'examen histologique de la tumeur confirma Morell-Mackenzie dans son idée que la tumeur du prince n'était autre qu'une pachydermie verruqueuse. Voici comment Gerhardt s'exprime à ce sujet : « Pour Mackenzie, il ne s'agissait pas d'un cancer, mais d'une pachydermie du larynx, maladie si rare, ajoute le médecin allemand, qu'on n'en trouve aucune description dans les auteurs, pas plus dans le livre de Virchow sur les tumeurs que dans l'ouvrage de Mackenzie sur les maladies du larynx. Les médecins allemands s'élèvent contre l'opinion de Mackenzie, mais celui-ci persiste dans son diagnostic et parvient même à faire partager ses idées par l'auguste malade et son entourage.

Déjà, sans qu'on en connût la raison exacte, le départ du prince pour l'Angleterre était décidé. Mackensie seul est initié au plan de ce voyage. Le 1ᵉʳ juin, Gerhardt, Wegner, Lauer, Bergmann, Schrader et Tobold qui n'ont pas été consultés à ce sujet essaient de s'opposer au départ du Kronprinz pour l'Angleterre. Bergmann déclare que l'air de l'île de Wight et la climatothérapie en général ne pourraient avoir aucune influence heureuse sur la maladie du kronprinz. Ne pouvant faire revenir Frédéric sur son projet, ils demandent qu'au moins le docteur Gerhardt l'accompagne afin d'examiner journellement son larynx, de contrôler le traitement de Mackenzie, de s'assurer si on envoyait bien à Virchow les fragments enlevés et de dire si la laryngotomie devenait nécessaire. Leur demande fut rejetée. Enfin après beaucoup de démarches, ils purent obtenir qu'un de leurs compatriotes, le docteur Landgraf ferait partie de la suite du Krónprinz. Avant de partir Landgraf va trouver Gerhardt afin de recevoir ses conseils et ses instructions, mais Gerhardt refuse de lui donner son appréciation sur la nature du mal ; il le renvoie à Wegner pour prendre ses instructions.

Avant le départ du prince il est entendu que le traitement de Mackenzie sera suivi jusqu'au jour où l'examen histologique aura révélé la nature cancéreuse du mal ; toutefois si la tumeur augmente de volume, on pratiquera la laryngotomie et l'on enverra de nouveau au professeur Virchow une parcelle du néoplasme.

Les rapports que le docteur Landgraf envoya à Berlin ont toujours été en contradiction avec les nouvelles optimistes que les journaux britanniques, tant médicaux que politiques, publiaient sur l'état du Kronprinz pendant son séjour en Angleterre et en Ecosse. C'est ainsi que, d'après Landgraf, le 18 juin, la corde vocale droite est rouge et tuméfiée, ainsi qu'excavée sur son bord ; de plus il existe une petite tumeur sur la corde vocale gauche, toutes choses que Mackenzie dit n'avoir pas constatées la veille ; à cette date il n'y a ni congestion, ni défaut sur la corde vocale droite.

Le 28 juin, Mackenzie fait une nouvelle ablation de la tumeur. A la suite de cette opération, l'examen laryngoscopique est pratiqué par le Dʳ Landgraf (1ᵉʳ juillet). Rougeur de l'intérieur du larynx, plus d'excavation sur le bord de la corde vocale droite, plus de tumeur de la corde vocale gauche, mais tuméfaction bien nette d'aspect jaune-grisâtre sur la paroi postérieure du cartilage aryténoïde (*Berl. kl. Woch.*, 21 nov. 1887).

La tumeur enlevée par Mackensie est adressée par M. Harwood à Virchow qui la reçut le 1ᵉʳ juillet par l'intermédiaire de Wegner et des mains d'un envoyé spécial. Ce fragment provenant du tiers postérieur de la face supérieure de la corde vocale gauche était légèrement ratatiné par suite de son séjour dans l'alcool absolu. Il présentait une base plate et avait une forme ovalaire de 5 millimètres de longueur sur 3 millimètres de largeur. Sur sa base existait un corps hémisphérique granuleux ayant environ 2 millimètres de haut. Sa surface était colorée faiblement en gris-rougeâtre, tandis que sa base offrait une coloration bleu-foncée qui était due à l'action d'une préparation de fer comme il était facile de s'en convaincre par l'addition de l'acide chlorhydrique. Sous l'influence de cet agent, la surface de la tumeur prenait une coloration jaunâtre ; une goutte d'une solution de cyanure de potassium lui rendait sa couleur bleue. On pouvait obtenir les mêmes réactions à la surface convexe de la tumeur qui était pâle et non colorée en cet endroit ; mais ces réactions y étaient moins nettes. La préparation ferrugineuse avait donc agi sur toute la surface du néoplasme, mais les seules parties couvertes avaient conservé la coloration noirâtre, tandis que les parties exposées s'étaient décolorées, et la base aplatie correspondait à la paroi du larynx, quoique sa coloration noire due à l'action du fer put faire supposer le contraire. On put aussi constater que la base aplatie était uniquement formée d'un certain nombre d'excroissances papillaires, arrondies, et, qu'au milieu de cette base, vers son axe longitudinal, se trouvait une incision blanchâtre, large d'un millimètre et presque entièrement recou-

verte par les excroissances papillaires environnantes. Enfin,
l'examen histologique démontra que ces mêmes excroissances
se trouvaient en grande abondance à la surface du fragment;
et qu'une lamelle de tissu superficiel normal existait dans le
voisinage immédiat de la section. Des éléments épithéliaux
stratifiés, durs et aplatis à leur surface, constituaient presque
complètement le tissu des papilles. Le stroma conjonctif était
fin et vascularisé. La surface des sections était formé par un
tissu irrégulier, mou et peu vasculaire. Cette fois, les tissus
profonds faisaient défaut, la section faite par l'instrument de
Mackenzie ayant été sans doute beaucoup plus superficielle.
Vu la petite quantité du tissu et son peu d'étendue en profondeur, Virchow ne put émettre une opinion sur la constitution
des parties. Le fragment n'offrait cependant pas ni structure
alvéolaire, ni pénétration des masses épithéliales. Il consistait
en tissu conjonctif fin et délicat, et renfermait des éléments en
prolifération à la surface seulement. Aussi, Virchow concluait-
il que le fragment extirpé était une verrue dure, développée
sur une surface modérément irritée, épaissie, et dont la base
n'offrait aucun caractère permettant de supposer l'existence
d'une néoplasie des tissus profonds.

D'après le rapport des médecins allemands, le D' Landgraf,
malgré ses pressantes démarches, ne put examiner qu'à de
longs intervalles la gorge du Kronprinz. La princesse impériale
lui avait cependant exprimé, à diverses reprises, ses craintes
au sujet de la difficulté que le malade éprouvait à avaler. Le
7 août, le D' Landgraf note une augmentation de volume de la
tumeur et demande une nouvelle consultation des médecins
allemands. Mais, malgré l'adhésion du D' Wegner, cette auto-
risation est refusée. Le 23 août, Landgraf constate une aggravation continue du mal, malgré les affirmations contraires de
Mackenzie dont on comprend difficilement l'optimiste exagéré.
Le 3 septembre 1887, Landgraf retournait à Berlin.

Ce séjour injustifié du prince en Angleterre a été un crime, disent les médecins allemands. Dans son rapport, le D' Bergmann
fait remarquer que pendant le temps que le Kronprinz a passé
en Angleterre, en Ecosse, puis dans le Tyrol, certains journaux
allemands inspirés par Mackenzie n'ont pas cessé d'annoncer
une amélioration visible de l'état du malade. D'après Virchow
(comm. du 16 novembre), on publiait dans les journaux les
quatre renseignements autorisés qui disaient que l'ablation de
toutes les excroissances morbides avaient eu lieu et qu'il ne
restait qu'une légère tuméfaction. On disait même qu'aucune
nouvelle tumeur ne s'était développée au point où l'opération
avait été faite.

L'opinion publique était momentanément rassurée, lorsqu'au commencement de novembre 1887 Mackenzie, qui avait cru pouvoir quitter son malade, fut rappelé subitement auprès de lui, à San Remo, où il arriva le soir du 6 novembre. Le médecin anglais est inquiet lui-même et désire qu'on appelle d'autres médecins en consultation.

D'après les journaux anglais, à la suite de l'opération subie à la fin de juin, le larynx du Kronprinz avait retrouvé ses fonctions, et le 14 juillet, le malade essayait sa voix en adressant aux malades du Throat Hospital une allocution qu'on put lire dans les journaux de l'époque. Dans un mémoire destiné à ses collègues, où Mackenzie résume ses observations sur le cours de la maladie de son Altesse Impériale le Kronprinz pendant qu'il était chargé exclusivement de lui donner ses soins, nous lisons : Après avoir enlevé la tumeur primitive et l'avoir cautérisée au galvano-cautère, il n'y eut pas de récidive locale ; par contre, le larynx présentait une congestion généralisée, mais toutefois elle était modérée. Pendant le séjour du prince dans l'île de Wight, le Dr Norris Wolfenden, chargé de soigner quotidiennement l'auguste malade, nota un épaississement léger de la muqueuse au niveau de la partie inférieure de la face postérieure du cartilage aryténoïde, observation confirmée par Mackenzie dans une de ses visites hebdomadaires. L'épaississement avait la forme d'une petite saillie d'environ 14 millimètres ; il était de couleur jaunâtre. Il s'étendait horizontalement du bord externe d'un cartilage au bord correspondant de l'autre. Les mouvements de la corde vocale gauche quelque peu diminués ainsi que cela avait été constaté à Berlin ne se sont point modifiés. Mackenzie fait remarquer qu'après l'arrivée du prince en Angleterre on avait noté que son larynx et sa trachée étaient prédisposés aux inflammations catarrhales et aux fluxions passagères. Une fluxion générale des muqueuses pharyngienne et laryngienne survint à la suite d'un violent accès de toux. Le malade quitta alors l'île de Wight pour aller séjourner dans les montagnes. Là, la fluxion et le gonflement de la base du cartilage aryténoïde disparurent. Lors du retour du prince à Londres, l'état du larynx était en général satisfaisant ; les mouvements de la corde vocale gauche étaient plus libres et la voix plus forte, quoique pourtant elle ne fut pas complètement claire par suite d'une recrudescence légère de la congestion au moment du départ de Braemar. L'état général était excellent. Le 9 septembre, on aperçut de nouveau un épaississement surelevé des parties postérieures de la corde vocale gauche qui augmenta pendant quelques jours pour disparaître graduellement

(18 septembre). Cette tuméfaction avait été précédée pendant quelques jours d'une congestion généralisée.

Le 13 septembre, le Kronprinz subit l'extraction de la deuxième molaire gauche inférieure, à la suite de carie et de périostite alvéolaire assez intense. Le 14 septembre, le prince est à Toblach, en Tyrol, le Dr Mark Hovell constate un épaississement allongé de la muqueuse d'environ 5 millimètres de long sur 3 millimètres de large, siégeant à près d'un demi-centimètre au-dessus du milieu de la corde vocale gauche et parallèlement à son bord libre. Cet épaississement augmente peu à peu et le 22 septembre, Mackenzie s'aperçoit qu'il a une forme arrondie d'un demi-centimètre de diamètre. Deux jours plus tard, le prince contracte un refroidissement, et se plaint le lendemain de fatigue, de perte de l'appétit et de somnolence. La température s'élève. L'examen laryngoscopique, montre de l'œdème, du repli aryténo-épiglottique gauche. L'œdème disparait complètement dans les vingt-quatre heures et la température revient à la normale. Bien que l'œdème fût évidemment déterminé par le refroidissement, on se demanda, s'il n'était pas du à une périchondrite circonscrite, accident que Mackenzie redoutait! Cette tuméfaction aiguë, n'eut pas d'influence sur l'épaississement de la corde vocale gauche ; elle diminua progressivement et disparut complétement.

Quelques jours après l'arrivée du prince en Italie, Mackenzie, retournait à Londres; tout paraissait alors satisfaisant, à l'exception de l'épaississement et de la tuméfaction générale, qui demeurèrent constants. Le 17 octobre, le Dr Mark Hovell, s'aperçoit que la tuméfaction augmente, les cordes sont d'un rouge luisant; cependant la tuméfaction diminue les jours suivants ; mais le 21, la congestion devient plus intense et plus diffuse. Le 27 octobre, Hovell, note de nouveau une augmentation de l'épaississement, situé au-dessous de la corde vocale gauche, et en même temps une légère saillie de toute la paroi gauche du larynx. Le gonflement s'accroit pendant les quatre jours suivants et le 31, on constate l'inégalité de la surface et une proéminence nettement accusée en forme d'éperon. Le lendemain, on trouve une ulcération superficielle du néoplasme et la corde gauche semble un peu épaissie le long de son bord libre.

Le 28, la voix est tout à fait claire et naturelle, comme le dit le prince lui-même, mais à partir de ce jour, elle devient très enrouée. Le 30 octobre, nouveau gonflement rougeâtre au-dessous de la corde vocale droite, pendant 2 ou 3 jours; il n'existait plus le 5 novembre. Le 1er novembre, on trouve que la glande sous maxillaire gauche, est tuméfiée. Le 3 novembre, le néoplasme se développe davantage, si bien qu'actuellement, il a environ 4 millimètres de hauteur sur 1 centimètre d'épaisseur ; depuis lors il continue à s'accroître. Pendant la matinée du 4, la base du cartilage aryténoïde gauche est un peu œdématiée. Dans l'après-midi du 8, apparut un œdème considérable de la muqueuse du cartilage de Santorini gauche et le soir tout le ventricule était rouge, infiltré et œdématié. Dès le 6, Schrœtter et Krause, examinent le malade; mais ils ne peuvent se rendre exactement compte du développement de la tumeur car l'œdème empêche de voir ses parties inférieures. Toutefois le 10, l'œdème ayant disparu, ces mêmes médecins, et le Dr Moritz Schmidt, purent faire un examen satisfaisant de l'organe. L'œdème est due, dit Mackenzie, à une périchondrite circonscrite, qui s'est développée sous l'influence du néoplasme du larynx. Quoique la nature de la tumeur aperçue en dernier lieu, ne puisse être exactement déterminée, *ce néoplasme présente cependant l'aspect d'un cancer.* Voyons maintenant ce que disent les Allemands.

La nouvelle de l'aggravation de l'état du prince avait plongé l'empereur et toute la famille impériale dans la plus vive anxiété. Voulant savoir à quoi s'en tenir exactement, il résolut d'envoyer le prince Guillaume à San-Remo en compagnie du docteur Moritz Schmidt, de Francfort, qui avait été désigné par les médecins de l'empereur. On dut renoncer à envoyer Gerhardt et Bergmann, dit ce dernier, de peur que Mackenzie ne prétendit qu'ils avaient une opinion préconçue. Le docteur B. Fraenkel, professeur de laryngologie fut aussi écarté car Mackenzie avait déjà jugé à Berlin, que Krause, *privat-docent* était plus habile. L'empereur désirait pour se renseigner une personnalité libre et indépendante.

Déjà Schrötter, appelé le 6 novembre par un télégramme du général von Winterfeldt arrivait à San-Remo, le 8, à sept heures et demie du soir. Il apprend que le docteur Krause a été également convoqué et il s'étonne qu'on ait fait venir ce médecin qui n'est pas d'une expérience consommée : « C'est un jeune homme studieux qui a suivi ma clinique à Vienne pendant longtemps, ajoute Schrötter. » Le lendemain, Mackenzie, Schrader, Hovell, Schrötter et Krause ont une consultation à l'hôtel de la Méditerrannée, pour savoir quelle opération il fallait tenter. Mackenzie, dit Schrötter, avoue que maintenant la tumeur a l'air d'un cancer,

Après avoir examiné le prince impérial, Schrötter avoue que le diagnostic de la tumeur est difficile, car les replis aryténo-épiglottiques sont le siège d'un œdème très-accusé, surtout du côté gauche. L'immobilité absolue de la partie gauche du larynx, l'élargissement et la tuméfaction de toute cette région que l'on sentait par le palper extérieur ne peuvent faire penser qu'à une périchondrite. De plus, la marche de la maladie, l'aspect de la tumeur font admettre nécessairement qu'il s'agit d'une périchondrite consécutive au développement d'une production de mauvaise nature. Il déclare qu'il y a deux modes de traitement : ou 1° attendre simplement jusqu'à ce que le danger de suffocation rendit la trachéotomie nécessaire; alors cette opération pratiquée le plus près possible, n'aurait d'autres résultats que de prolonger pendant quelque temps, la vie du malade; ou 2° de faire l'extirpation du larynx dans l'espoir d'une guérison complète; mais cette opération était grave et ses résultats immédiats ou lointains étaient difficiles à prévoir. Schrötter déclare aussi que toute ablation de nouveaux fragments de la tumeur ne pouvait que hâter la marche de l'affection.

Le lendemain, nouvelle consultation avec le docteur Schmidt qui trouve un œdème jaunâtre et transparent du repli aryténo-épiglottique gauche, œdème qui ne laisse voir qu'environ le cinquième de la corde vocale gauche et les deux tiers antérieurs de la corde vocale droite, au-dessus de laquelle on aperçoit une tuméfaction rouge foncé, recouverte d'un enduit jaunâtre. Toute la muqueuse du larynx a une coloration rouge intense.

Le jour suivant, c'est-à-dire le 10 novembre, l'œdème ayant disparu on peut voir la plus grande partie de la corde vocale gauche, la paroi postérieure du larynx et toute la corde vocale droite. La muqueuse était encore rouge et la région sous-glottique très tuméfiée faisait saillie au-dessous de la corde vocale gauche et montrait sur toute son étendue une exulcération superficielle. Le gonflement s'étendait sur la partie postérieure et sur la moité droite du larynx et s'arrêtait au tiers postérieur de la corde vocale droite, au niveau d'un petit nodule gros comme un grain de mil. La corde vocale gauche était invisible; le ganglion du ligament conoïde avait la dimension d'un petit pois et le ganglion sous-maxillaire gauche était hypertrophié, ce qui, du reste pouvait dépendre de la périostite alvéolaire que le prince avait eue récemment. On pouvait encore s'assurer de l'épaississement du côté gauche du larynx par la palpation. Schimdt pensa encore qu'il existait une périchondrite crico-aryténoïdienne de nature cancéreuse.

A la suite de leurs consultations les médecins rédigèrent la note suivante : « Après plusieurs examens minutieux, les médecins soussignés ont constaté que son Altesse Impériale est atteinte de cancer du larynx. Les médecins soussignés ont discuté les questions de traitement dans toutes ses éventualités possibles et en ont fait part à son Altesse Impériale en recommandant de pratiquer la trachéotomie à l'époque où cette opération serait rendue nécessaire.» Ont signé : Morell-Mackenzie, Schrötter, Schrader, Krause, Moritz Schmidt et Mark Hovell.

L'extirpation totale du larynx étant la seule opération qui puisse être tentée dans un but curatif à cette période de la maladie, les médecins réunis à San-Remo expliquèrent les risques de cette opération.

La princesse impériale s'opposa énergiquement à l'extirpation du larynx, et acquiesça seulement à l'opération éventuelle de la trachéotomie. Schrötter désira faire appeler Bergmann, mais la princesse ayant toute confiance dans le docteur Hovell ne voulut prendre aucun engagement. Les médecins rédigèrent alors une note qui devait être lue au prince impérial. Celui-ci l'écouta sans émotion apparente, puis ayant demandé à Schrötter si son affection était de nature cancéreuse et celui-ci ayant répondu évasivement, il dit aux personnes présentes : « Au revoir, si Dieu le veut. » Une heure après sur les conseils de la princesse, Frédéric faisait savoir par écrit qu'il se refusait à l'ablation du larynx.

Dès son retour à Berlin, le 13 novembre, le docteur Schmidt, en présence de Bergmann, Wegner, Gerhardt, Tobold, Leuthold et Landgraf communiquait à l'empereur le résultat de la consultation de San-Remo. Bergmann fut choisi pour pratiquer la trachéotomie et désigna son assistant Bragmann pour se rendre à San-Remo. Celui-ci devait se tenir près du Kronprinz afin de suivre les progrès de la maladie et avertir Bergmann quand le moment de l'opération serait venu. En cas d'urgence, Bragmann devait même trachéotomiser le prince, sans attendre l'arrivée de son maître. Bragmann arriva le 18 novembre à San-Remo.

C'est à ce moment que Virchow fit sa communication à la Société de médecine berlinoise, pour répondre aux accusations de certains journaux anglais et allemands (inspirés par Mackenzie) qui rejetaient sur lui la responsabilité de l'opinion émise par le médecin anglais. « Je n'avais pas donné à ce dernier, dit Virchow, aucun prétexte pour prêter à mon diagnostic une étendue en dehors des mesures auxquelles il pouvait prétendre. Au reste, pendant tout ce temps, je n'ai jamais vu Mackenzie et je n'ai pas correspondu avec lui. Les parties enlevées semblent être exemptes de récidive et la marche de la maladie ne permet pas de dire que, même s'il y a cancer, les parties que j'ai examinées soient des fragments de ce cancer. Je ne crois pas devoir débattre ici la question de la possibilité de conclure à la nature de la néoplasic par l'examen de quelques parcelles. — J'ajoute que dans aucune des préparations de cancer du larynx que j'ai eues à examiner jusqu'ici, je n'ai jamais trouvé de productions verruqueuses indépendantes de ces cancers. Ce n'est point ma faute si cette autre partie affectée du larynx de son Altesse Impériale, dont il s'agit maintenant n'a pas été découverte plus tôt. Il s'est passé des mois pendant lesquels on n'a pas entendu parler d'aucune autre partie malade en dehors de celle qui a été opérée. Aussi ai-je pu croire que le pronostic serait beaucoup plus favorable que celui qui est malheureusement établi aujourd'hui.»

Bragmann qui était chargé de rendre compte à Bergmann de l'état du Kronprinz est tenu éloigné du malade par ordre de Mackenzie; il ne peut donc faire que de rares examens. Mackenzie, dit le rapport, avait raconté à plusieurs personnes de la suite du prince qu'il mettait de plus en plus en doute l'existence d'un cancer; car les excroissances qui s'étaient montrées il y a quinze jours étaient en voie de régression, et que la cicatrisation commençait à se produire sur toutes les parties.

A ce moment, l'état du malade était satisfaisant; on constatait même une certaine amélioration. Il n'avait ni fatigue, ni douleur, ni toux, ni expectoration. Au dire de Mackenzie, il n'y avait plus aucun symptôme clinique du cancer. Mais quelques jours après Krause et Hovell constataient de l'hypérémie et un gonflement plus marqué de la paroi postérieure du larynx ainsi que la présence d'une petite ulcération sur le côté de la tumeur. Deux jours après, le 15 décembre, Mackenzie revenait à San Remo; il rassurait l'entourage du prince en disant que la trachéotomie n'aurait pas lieu avant l'expiration du semestre.

Bientôt, vers le 15 janvier, surviennent de la fièvre, des céphalalgies et un peu de dyspnée qui persistent jusqu'au dix-septième jour où le malade rend, dans les efforts de la toux, un fragment gangréneux qu'on avait pu voir pendant trois jours flotter dans le larynx. Ce fragment, dit Mackenzie, provenait précisément de l'endroit qui avait présenté une apparence si suspecte en novembre. Ce fragment fut envoyé à Virchow. « Dans la matinée du 26 janvier 1888, dit celui-ci, le docteur Wegner me remit une boite avec une lettre du docteur Schrader, datée de San Remo, du 23 janvier. Le tout était accompagné d'un rapport du docteur Krause, daté du 17 janvier, sur un fragment de tissus expulsé ce même jour du larynx de S. A. I. le Kronprinz. Outre la pièce principale, le flacon renfermait deux autres fragments séparés, de consistance un peu plus dure que le premier. La masse principale ressemblait beaucoup à des morceaux de viandes insuffisamment machés qui après avoir été avalés sont souvent rejetés par les vomissements. Ce qui

confirmait cette opinion, c'était la présence de petites parti-
cules jaunes et brunes, de structure végétale finement cellulaire et aussi l'existence, dans l'intérieur du fragment expectoré,
d'un grand nombre de fibres élastiques. Prenant en considération que d'après les renseignements précis de Krause, la pièce
avait été vue dans le larynx où elle se trouvait près du repli
ventriculaire gauche et s'étendait de sa partie moyenne à sa
partie antérieure, en pénétrant dans la glotte et même dans la
partie antérieure de la corde vocale gauche, prenant, dis-je,
tous ces faits en considération, on ne pouvait douter, à un examen ultérieur, que l'on était en présence d'un fragment (se-
questre) qui s'était détaché spontanément de la surface interne
du larynx et non d'un simple exsudat fibrineux. Cette masse
avait 3 centimètres et demi de long; à l'une de ses extrémités
elle mesurait 1 centimètre de large, et à l'autre un demi-centimètre; elle avait une épaisseur de 4 millimètres. Dans son
diamètre longitudinal se trouvait une parcelle muqueuse semi-
circulaire; le reste de la surface était formé par les fibres
longues et très serrées. Cette parcelle quoique ne présentant
ni épithélium ni glandes provenait certainement de la surface
libre de la muqueuse, car on pouvait constater au-dessous
l'existence d'une fine couche de tissu conjonctif homogène avec
un grand nombre de fibres élastiques. Plus bas, il y avait une
couche épaisse formée par des tubes à contenu granuleux
amorphe. C'était de cette couche que provenaient les fibres
longues visibles à l'œil nu. Les tubes semblaient ne renfermer
qu'une matière amorphe dans laquelle un examen plus minutieux faisait reconnaître de nombreux micrococques. On voyait
aussi quelques dépôts de corpuscules clairs, nombreux mais
petits et pareils à des cristaux. Ces couches de tubes et de fibres
étaient formées par des fibres musculaires primitives, détruites
par un processus nécrosique. Le fragment entier paraissait donc
formé par une portion mortifiée, détachée de la surface du larynx
et ayant une épaisseur de 4 millimètres en certains endroits.
C'était le muscle thyro-aryténoïde qui semblait avoir fourni
les fibres musculaires si nombreuses. Virchow ne put déterminer le processus morbide qui avait été la cause de la gan-
grène, ainsi que celui qui avait engendré la séparation et l'ex-
pulsion de la masse. Il n'y avait ni corpuscules de pus, ni cellules de granulation ; la plupart des parties examinées ne présentaient rien d'hétérogène. Dans le plus grand des deux fragments excisé de la masse principale par Krause pour s'assurer de leurs caractères macroscopiques, on pouvait voir, sur
la coupe et même à l'œil nu une couche centrale blanche et une
couche externe opaque et plus épaisse. Sur toutes les surfaces

de section, on apercevait, au microscope des nids de cellules épidermoïdales qui étaient surtout fréquents dans les couches les plus étendues. La couche extérieure devait aussi être formée par les cellules épirdermoïdales, car celles-ci ne pouvaient se trouver qu'ici. on les y distinguaient, en effet, en partie. Mais malgré ses recherches minutieuses, Virchow ne put trouver dans les couches profondes ni les cellules épidermoïdales, ni des nids isolés. Jamais on n'a constaté de cartilage dans aucune partie des fragments examinés.

Le Kronprinz avait exprimé le désir de connaitre l'opinion de Mackenzie sur sa maladie. Celui-ci, dans une note datée du 12 février 1888, disait que les symptômes cliniques et l'examen histologique étaient en complète harmonie pour admettre l'existence d'une affection bénigne. Il ajoutait toutefois que bien qu'il fut possible, dans presque toutes les affections du larynx, de se former une opinion exacte sur la nature du mal, il y avait cependant des cas rares où l'évolution des symptômes pouvait seule permettre de déterminer les caractères de la maladie. Le cas de S. A. I. appartenait à cette dernière catégorie, et, dans l'état actuel de la science, Mackenzie ne pouvait affirmer qu'une seule chose : l'existence d'une inflammation interstitielle chronique du larynx avec périchondrite.

Le 30 janvier, il s'était déjà produit une amélioration considérable dans le côté gauche du larynx. Il est vrai que la tuméfaction avait augmenté de volume, mais elle était de nature inflammatoire, disait Mackenzie; cependant, elle nécessiterait bientôt la trachéotomie. Bragmann ayant examiné le Kronprinz ce jour-là, resta convaincu que l'affection avait empiré, au point de rendre bientôt l'opération nécessaire, car l'orifice glottique était considérablement rétréci. Bragmann voulait faire venir immédiatement Bergmann, mais on ne l'écouta pas.

Le lendemain, Mackenzie disait que la trachéotomie ne deviendrait nécessaire que dans deux à quatre semaines. Bragmann pourrait alors s'en charger ; mais celui-ci protesta en disant qu'il n'interviendrait qu'en cas de suffocation subite et inattendue ; au contraire, si la dyspnée n'augmentait que lentement, on devait faire venir Bergmann. Il profita de cette occasion pour demander à examiner le malade tous les deux jours au moins ; mais on ne tint aucun compte de ses observations et il ne put voir le Kronprinz que le jour où il dut l'opérer d'urgence, c'est-à-dire le 9 février.

Dès le soir du 8 février, la dyspnée avait augmenté tellement, dit Mackenzie, que l'opération devenait urgente. Dès le lendemain, on télégraphiait à Berlin pour prier Bergmann de se rendre auprès du Kronprinz pour faire la trachéotomie. Mais vers midi les médecins ayant eu une nouvelle consultation, Mackenzie dit que l'état du malade empirait tellement qu'on ne pouvait attendre l'arrivée du professeur allemand. Bragmann put s'assurer que l'orifice glottique était très étroit. Si l'air pénétrait encore dans les poumons, cela était dû uniquement à la différence de niveau des tuméfactions des deux côtés du larynx. Mackenzie déclara à Bragmann que s'il ne faisait pas immédiatement la trachéotomie, il déclinait toute responsabilité. Quelques heures plus tard, la dyspnée et le tirage augmentaient ; les bras étaient cyanosés ; le prince ne pouvait plus parler. Aussi, à 3 heures 1/2, se décida-t-on à ouvrir le larynx.

« L'augmentation constante de la dyspnée, dit Bragmann, me décida à faire part à S. A. I. du danger qu'il y avait d'attendre encore deux jours jusqu'à l'arrivée de Bergmann. Je conseillai l'intervention immédiate qui fut du reste acceptée. Dès que les préparatifs furent faits, je voulus donner le chloroforme au prince ; mais Mackenzie refusa sous prétexte que la trachéotomie pratiquée pendant le sommeil chloroformique était dangereuse. Je lui répondis que contrairement à ce qui se fait en Angleterre, j'avais eu recours à ce procédé chez plus de 400 malades, tant enfants qu'adultes, chez lesquels j'ai fait la trachéotomie. Je fis remarquer qu'en Allemagne on avait l'habitude de se servir de chloroforme et que, dans le cas actuel, pour ne pas encourir une lourde responsabilité, je ne voulais pas opérer autrement que dans des conditions que je croyais opportunes et auxquelles j'étais habitué. Malgré les avis contraires, je maintins mon opinion, soutenue du reste par Schrader. Mackenzie dut céder, en repoussant toute responsabilité pour les accidents qui pourraient survenir dans le cours du sommeil chloroformique. Le malade consentit à se laisser endormir. Je procédai avec prudence au début de l'anesthésie ; il y eut plusieurs poses de la respiration. Le bruit respiratoire et le tirage étaient considérables, comme il fut facile aux deux médecins présents de s'en convaincre. Le sommeil s'obtint rapidement, sans période d'excitation. Je confiai à Krause le soin d'administrer le chloroforme ; Schrader devait m'assister pour l'opération ; Mackenzie contrôlait le pouls du malade et Hovell, passait les éponges et les pinces hémostatiques. Je voulus mettre un linge roulé sous les épaules, mais l'opéré fut aussitôt pris de dysnée, aussi dus-je le laisser dans une position presque horizontale, ce qui compliqua l'opération, attendu que le larynx était situé très profondément (le cartilage cricoïde correspondait presque à la fosse sus-sternale) et que les muscles du cou étaient considérablement développés. La barbe ayant été coupée et le champ opératoire désinfecté jusqu'au niveau de l'os hyoïde, je procédai à la trachéotomie. Je prenais moi-même, au fur et à mesure qu'ils m'étaient nécessaires, les instruments déposés sur une table placée à ma gauche. J'incisai la peau sur une longueur de six centimètres allant de la partie supérieure du cartilage cricoïde à la fourchette sternale qu'elle dépassait; je sectionnai l'aponévrose et, après avoir obtenu l'hémostase, je passai entre les muscles sterno-hyoïdiens pour atteindre l'aponévrose qui recouvre le corps thyroïde. Celui-ci descendait jusqu'à la fosse sus-sternale; il laissait voir à sa surface de nombreuses veines dilatées. Aussi opérai-je par le procédé de Bose, car j'avais peur de découvrir difficilement la trachée au-dessous de l'isthme et je craignais une hémorrhagie : aussi, après avoir lié les vaisseaux qui vont à l'isthme, je les sectionnai et j'abaissai ensuite le corps thyroïde afin de découvrir la trachée jusqu'à son cinquième anneau cartilagineux. A ce moment le prince eut une légère syncope. la face pâlit, les pupilles se dilatèrent, le pouls devint petit et lent; mais bientôt, presque immédiatement, tout se dissipa. L'hémorrhagie arrêtée, j'ouvris la trachée sur la ligne médiane du troisième au cinquième anneau. Ne voyant pas de tumeur dans la partie supérieure de la trachée, j'introduisis une grosse canule en argent de 11 millimètres de diamètre, à pavillon mobile, puis je tamponnai, avec de la gaze iodoformée autour de la canule, la plaie qui était trop profonde et j'appliquai par dessus un pansement simple. L'opération et l'anesthésie n'avaient demandé que vingt minutes. A son réveil, le prince vomit une fois; il se sentit ensuite soulagé et témoigna à ses médecins la joie de respirer librement.

Pendant les jours qui suivirent l'opération, l'état du prince fut satisfaisant: il n'eut pas de fièvre et la respiration fut calme.

Le 12 février, on change la canule, la plaie a un aspect excellent. Pendant les efforts de toux qui durèrent plusieurs heures. Il s'écoule par la canule un liquide sanguinolent et putride. Le 14, Mackenzie assure que la présence du sang dans le mucus trachéal est dû à une lésion de la paroi postérieure de la trachée, déterminée par la pression de la canule, contrairement à l'opinion de Krause qui prétend qu'il provient des produits de la destruction ulcératrice de la tumeur cancéreuse. Mackenzie maintient son dire et propose de remplacer la canule actuelle par un tube de Durham modifié par lui, afin de faire disparaitre tous les symptômes inquiétants.

Le 20 février, Mackenzie introduit une nouvelle canule courbée à angle droit et formée d'une branche horizontale rigide et d'une branche verticale articulée: la branche horizontale peut varier de longueur au besoin au moyen d'une vis. A la suite de la mise en place de cette canule, le prince passe une meilleure nuit et le mucus sanguinolent diminue ; mais la sécrétion sanguinolente et putride se montre dès les jours suivants.

La nuit du 22 au 23 a été surtout mauvaise ; il s'est écoulé du sang en assez grande abondance. Mackenzie prétend que cet accident est dû à la maladresse de Schrader qui avait changé la canule interne ; aussi, au dire de Mackenzie, on ne devait confier la garde qu'à lui et à Hovell, car on n'aurait pas eu besoin de changer la nouvelle canule.

En raison de la persistance de la toux et des expectorations on avait appelé le professeur Kussmaul, de Strasbourg, qui arriva à San Remo le 25 au soir. Le lendemain, il voit le malade ; il ne constate rien du côté des poumons qui puisse expliquer les crachats sanguinolents. Il croit que ceux-ci proviennent de l'ulcération du cancer du larynx. L'examen des matières expectorées lui avait du reste montré qu'elles contenaient du pus et du sang, ainsi que des pertes épithéliales ou cancroïdes en grande abondance qui, au dire de Bragmann, existaient constamment depuis 12 jours.

Mackenzie ne nie plus complètement le cancer, mais il n'admet pas toutefois la certitude complète de ce diagnostic : « Selon le médecin anglais, dit Kussmaul, il pourrait exister un néoplasme épithélial de nature bénigne compliqué de périchondrite et d'exulcération de la muqueuse laryngée ; mais de telles complications dans les tumeurs épithéliales bénignes me sont complètement inconnues. »

Quelques jours après le départ de Kussmaul, Waldeyer examine les crachats et y constate la présence de globes concentriques ou corps cancroïdes qui sont caractéristiques du cancer. Le 4 mars, il montre ces préparations à Mackenzie. Alors celui-ci déclare qu'il ne doute plus de l'existence du cancer.

Le 10 mars, l'empereur Frédéric III quittait San Remo et arrivait le lendemain au château de Charlottenbourg. Le 25 mars, l'examen laryngoscopique montre que l'épiglotte est encore intacte. Mais la tuméfaction du repli aryténo-épiglottique gauche avait augmenté de volume et on voyait une ulcération dans sa partie moyenne. Il n'était plus possible de voir l'intérieur du larynx. Il existait aussi de l'infiltration tout le long de la trachée, toutefois la partie comprise entre la canule et le sternum était encore saine. L'expectoration et les accès de toux n'avaient pas changé depuis San Remo. Le 29, il rendit un gros fragment de cartilage et les jours suivants quelques morceaux de tissus nécrosés. Huit jours plus tard, on pouvait constater que le long des parois latérales de la canule il y avait des végétations grises, très irrégulières. Le 8 avril, l'infiltration s'étend en profondeur. Le 12 avril, Mackenzie envoie le mot suivant à Bergmann : « Cher professeur von Bergmann, nous avons des difficultés avec la canule et je désirerais bien que vous veniez voir l'Empereur avec moi, *aussitôt que possible.* » — A son arrivée, Bergmann apprend que, malgré toutes les tentatives faites depuis le matin, Mackenzie n'a pu introduire la canule interne. La respiration de l'Empereur était très gênée, il suffoquait ; ses joues et ses lèvres étaient cyanosées, le tirage et le cornage effrayants. La plaie et l'orifice de la trachée étaient obstrués par des excroissances rouges et volumineuses. Après plusieurs essais, Bergmann réussit à se frayer avec les doigts un passage jusqu'à l'ouverture de la trachée et à la distendre à l'aide de crochets mousses, pendant que Mackenzie y introduisait la canule. Aussitôt après, la respiration devint facile. A la suite de cet accident, on nota de la fièvre, de la faiblesse et une augmentation des mouvements respiratoires. Le professeur Senator constate que l'Empereur est atteint de bronchite. Pour combattre la fièvre, on donne de l'antipyrine. Le 17 avril, le D' Leyden prend part à la consultation, à laquelle assistent Mackenzie, Wegner, Krause, Hovell, Bergmann et Senator, et constate que les phénomènes bronchitiques ont beaucoup diminué depuis hier et que la fièvre a aussi perdu de son intensité. La température, qui était hier de 39°,5, est descendue à 38°,5.

La *Gazette nationale* dit que cette complication résulte de l'accident survenu la semaine dernière par suite de la fausse route de la canule ; les parties qui se sont détachées du larynx, au lieu de sortir par la canule sont descendues le long de cet appareil jusqu'aux bronches, où elles ont provoqué une inflammation (?). Le lendemain, la fièvre n'a pas cessé, la respiration est toujours assez difficile. La *Gazette de l'Allemagne du Nord* ajoute que « la canule a été enlevée la nuit dernière par le D' Hovell et remplacée par une autre canule d'un diamètre plus grand. L'introduction de cet appareil n'a présenté aucune difficulté et n'a pas provoqué d'hémorrhagie. » L'examen des poumons auquel a procédé le professeur Leyden, a donné un résultat négatif. Le 20, la fièvre augmente d'intensité et la respiration devient moins facile ; l'état général est

mauvais ; toutefois, au bout d'une quinzaine de jours, il rede-
vient satisfaisant.

« Mackenzie, dit Bergmann, essaie d'expliquer tout changement défavorable dans l'état du malade, non par l'évolution
naturelle et le progrès inévitable de l'affection, mais par la
faute de ses collègues. C'est Gerhardt qui, par ses cautérisations, aurait produit la transformation en tumeur maligne du
néoplasme de caractère primitivement bénin. Lorsque j'ai voulu
appeler Gerhardt en novembre et en février, on me fit observer
que cela ne se pouvait pas, car Gerhardt était la cause de la
mauvaise tournure qu'avait prise la maladie. Bragmann en faisant une incision fâcheuse, Schrader en procédant maladroite-
ment au changement de la canule et moi en choisissant un
mauvais tube laryngien, nous avons tous amené l'expectoration sanguine et la lésion de la trachée. Enfin, le 12 avril, l'introduction forcée de la canule a provoqué l'apparition d'un
grand ulcère en nappe du médiastin ! mais, à l'autopsie, on
constatera que la muqueuse de la trachée, à l'endroit du frotte-
ment de la canule, ne présente pas de trace de cicatrice.

Les derniers jours de l'Empereur sont racontés par le Dr Barbeleden qui note, qu'après un arrêt de courte durée, la maladie
reprend son cours fatal. Le 8 juin, le Dr Krause, qui remplace
Hovell auprès de l'Empereur, constate la gêne de la déglutition ;
on craint une perforation œsophagienne et, de plus, la chute des
aliments dans la trachée. Le lendemain, devant Barbeleden,
Leyden, Krause et Wegner, Mackenzie remplace le tube laryngien ordinaire par une canule de Tiedelenburg (canule à tam-
pon). L'état local s'aggrave dès le lendemain, la déglutition est
difficile. On craint un rétrécissement de l'œsophage par com-
pression, mais par le passage de la sonde qui pénètre facile-
ment, on peut s'assurer du contraire. Du lundi 11 au vendredi
15 juin, le malade est nourri régulièrement par la sonde avec
du bouillon, du lait condensé, de la crème, des œufs et de
l'eau-de-vie. Le 12 juin, la gêne de la respiration augmente
d'heure en heure, et, peu après, le 15 juin, à 11 h. 20 minutes
du matin, l'Empereur succombe à la fièvre hectique et à la
pneumonie due à l'aspiration des produits putrides.

Avant l'autopsie, le nouvel Empereur Guillaume II ordonne
à Mackenzie et à Hovell de donner leur opinion sur la maladie
de Frédéric III.

« Château de Friedrichskron, 16 juin 1888. C'est mon opinion
que la maladie dont est mort l'empereur Frédéric III était un
cancer. Le processus morbide commença probablement dans la
profondeur des tissus et envahit les parties cartilagineuses du
larynx de très bonne heure. La petite tumeur qui existait quand

j'examinai l'Empereur défunt pour la première fois fut enlevée par moi au moyen de plusieurs opérations intra-laryngées. Quoique tous les fragments enlevés aient toujours été soumis à l'examen du professeur Virchow, celui-ci ne put y découvrir aucun signe de l'existence du cancer. Les examens de crachats faits au commencement de mars par le professeur Waldeyer montrent toutefois que le cancer existait alors. Mais dire si le mal était cancéreux à son début ou s'il prit un caractère malin quelques mois après sa première apparition, cela m'est impossible à certifier. La périchondrite et la carie des cartilages ont joué un rôle actif et important dans l'évolution de la maladie et ont largement contribués à rendre impossible une opinion décisive sur la nature du mal jusqu'à cette époque tout à fait récente. Morell-Mackenzie. »

Autant que mes observations depuis le mois d'août dernier me permettent d'avoir une opinion, je m'associe entièrement aux vues de Sir Morell-Mackenzie. T. Mark Hovell.

Le 16 juin, l'autopsie de l'empereur Frédéric est pratiquée par Morell-Mackenzie, Hovell, Wegner, Barbeleden, Leuthold, Bergmann, Bragmann, Virchow et Waldeyer. On confia à ces deux derniers le soin de faire les préparations histologiques. On constata *une destruction cancéreuse du larynx avec altération secondaire d'un gros ganglion lymphatique du côté gauche du cou, au-dessous de la plaie opératoire et avec formation d'un noyau cancéreux secondaire à droite du bord de cette plaie.* Le larynx avait été détruit par suppuration et offrait l'aspect d'une masse molle et flasque. Il ne restait presque plus de traces de sa charpente cartilagineuse. *L'œsophage était intact. Destruction gangréneuse de la partie supérieure de la trachée et des parties environnantes. Nombreuses bronches dilatées (bronchectasie) avec contenu putride. Dans le voisinage, foyers purulents et gangréneux.*

Les poumons sont grisâtres ; ils remplissent presque complètement les plèvres et recouvrent le cœur. Dans le poumon gauche il existe une congestion hypostatique légère. A sa base, nombreuses bronches dilatées, entourées de caillots sanguins dans plusieurs endroits. A la coupe, on trouve de petits foyers hémorrhagiques ou remplis de pus ; ils sont plus abondants au niveau du bord antérieur où ils font saillie. Le poumon droit présente des lésions analogues ; le sommet est sain, mais la base et la face postérieure sont congestionnées ; on y rencontre aussi de nombreux foyers. Dans le médiastin antérieur existent des tissus graisseux et des ganglions rouges.

Voici le résultat de l'examen microscopique : 1° Le grand foyer à la base de l'épiglotte montre à sa surface une muqueuse encore intacte, recouverte d'épithélium cylindrique ; dans les parties profondes il existe une disposition alvéolaire avec contenu épidermoïdal. Les cellules de ces parties sont grandes et bien développées, mais elles ne sont pas disposées en couches concentriques ; 2° Le nodule cutané près du bord droit de la plaie est recouvert d'un épiderme intact, mais aminci. La production cancéreuse atteint presque sa surface. Elle est surtout développée en profondeur ; par places, il existe des « nids » de cellules concentriques. Entre les parties cancéreuses, il existe quelques tissus normaux à l'état sain, les glandes sudoripares, par exemple ; 3° Le ganglion de la moitié gauche du cou est altéré à un très haut degré. Sa structure normale est profondément altérée ; il est constitué par un tissu alvéolaire lâche qui renferme des cellules épidermoïdales à grand noyau ; 4° Le contenu des bronches répond exactement à ce que le professeur Virchow a constaté le 19 mai, lors de son examen des crachats. Par places, il existe encore des accumulations de globules brillants de graisse semblables aux globules du lait ; 5° Dans les foyers pulmonaires on trouve de nombreux amas de globules purulents, mais pas de cellules cancéreuses. La structure alvéolaire normale est encore distincte. » D'épicrise besoin n'est pas, tel est la dernière phrase du rapport des médecins allemands.

Des faits que nous venons de raconter, il résulte que le diagnostic posé le 18 mai par Gerhardt, Wegner, Bergmann, Schrader, Tobold et Lauer était exact, et que Mackenzie a commis une erreur dont les suites ont été graves en déclarant bénigne, la tumeur dont était atteint le Kronprinz. Si à un premier examen, le diagnostic pouvait rester incertain, la marche de la maladie devait cependant ne pas tarder à éclairer suffisamment notre confrère anglais sur la nature maligne du néoplasme. En effet, pourquoi n'a-t-il pas eu présent à l'esprit le passage suivant qu'il écrivait en 1871, dans son livre : *Growths in the Larynx*, London, p. 36 : « Les tumeurs bénignes et malignes du larynx ne sont pas toujours faciles à différencier ; cependant les néoplasmes malins se caractérisent par l'absence de délimitation nette entre eux et les parties voisines, par la fréquence de l'ulcération, ainsi que par les antécédents et les symptômes constitutionnels du malade. » Peut-on trouver une excuse dans les résultats de l'examen histologique ? Mackenzie nous répondra lui-même : « Dans les cas de tumeurs, lorsqu'il s'agit de déterminer si elles sont bénignes ou malignes, l'examen microscopique des fragments rejetés par l'expectoration ou enlevés pendant la vie, au moyen du laryngoscope, ne peut permettre un diagnostic différentiel. A ma connaissance, il existe plusieurs cas où le résultat du microscope témoignait d'une façon décisive en faveur du cancer, tandis que l'histoire clinique était d'un caractère tout à fait opposé et « *vice versa.* » Si les déclarations de Virchow ont pu laisser croire que rien dans l'examen histologique ne décélait la présence d'une tumeur maligne, nous verrons qu'un grand nombre de médecins compétents n'ont pas hésité à pencher vers l'opinion de leurs confrères allemands. Quant au traitement, il est évident que Mackenzie croyait se trouver en présence d'une tumeur bénigne, car lui-même n'a-t-il pas écrit dans son livre sur les maladies du larynx, à propos des tumeurs malignes (page 461 de la traduction française, 1882) :

« *Traitement intra-laryngé.* Il est à peine besoin de faire remarquer que l'extirpation radicale d'une tumeur mal définie ne peut pas se pratiquer par cette méthode. »

Si maintenant l'on admet que Mackenzie connaissait la véritable nature de l'affection, on ne peut lui reprocher d'avoir agi autrement qu'il ne le conseille lui-même. En effet, ouvrons son traité des maladies du larynx à la page 462, au sujet de la thyrotomie dans les tumeurs malignes : « Les conséquences de l'opération par rapport à la fonction de l'organe ont toujours été défavorables ; et il est bien évident que les résultats de la thyrectomie ne sont point satisfaisants. » Quant à l'extirpation, voici ce qu'il en dit : « On pourra recourir à l'extirpation du larynx dans les cas où cette opération semblera praticable, mais il ne faudra l'entreprendre que sur la demande du malade et après lui avoir indiqué toute la portée de cette opération, car, ajoute-t-il plus loin, l'extirpation est une opération dans laquelle, comme le fait remarquer le Dr Koch, l'habileté du chirurgien consiste à ne pas laisser le malade mourir dans ses mains... Pour nous résumer au point de vue du traitement, nous dirons que notre but, doit être de prolonger la vie lorsqu'il est possible de le faire et dans tous les cas d'adoucir l'agonie, lorsque le dénouement fatal approche. Si nous nous reportons aux considérations précédentes, nous verrons que la première de ces indications est remplie par la trachéotomie pratiquée avant que la constitution ne se soit altérée par la gêne de la respiration... »

Nous laissons encore à nos lecteurs le soin d'apprécier si le médecin s'est conformé à ses principes, car Mackenzie ne disait-il pas déjà au mois de novembre, que le néoplasme présentait l'aspect d'un cancer ? On ne peut toutefois reprocher à Mackenzie de s'être opposé à l'extirpation puisqu'il n'en est pas partisan, comme du reste un certain nombre de chirurgiens français qui se sont élevés contre cette opération (*Académie de méd.*, 22 novembre 1887).

Quant à savoir si les opérations intra-laryngées ont hâté l'évolution de la maladie, nous répondrons ce que nous disions dans notre article sur le cancer du larynx (1) : « En irritant par des essais d'extraction incomplète des tumeurs épithéliales, à évolution lente et sans tendance marquée à la généralisation, on augmenterait leur puissance d'envahissement et la rapidité de leur marche; ils prendraient alors tous les caractères des tumeurs cancéreuses ordinaires. »

Il nous est difficile, à nous, Français, d'apprécier la conduite des médecins allemands. C'est à nos confrères de tous les pays de la juger.

------

(1) *Progrès médical*, 1888, 9 juin, p. 442.

PARIS.— IMP. V. GOUPY ET JOURDAN, RUE DE RENNES, 71